Livre De Recettes De Friteuse À Air Pour Les Débutants

Recettes Familiales Faciles Et Abordables Pour
Maîtriser Votre Friteuse Sans Effort

Katherine Morgan
Cècile Moreau

Avis de non-responsabilité :

Veuillez noter que les informations contenues dans ce document sont à des fins éducatives et de divertissement

seulement. Tous les efforts ont été déployés pour présenter des informations exactes, à jour et fiables et complètes. Aucune garantie d'aucune sorte n'est déclarée ou implicite. Les lecteurs reconnaissent que l'auteur ne s'engage pas dans l'interprétation de conseils juridiques, financiers, médicaux ou professionnels. Le contenu de ce livre a été dérivé de diverses sources. S'il vous plaît consulter un professionnel autorisé avant de tenter toutes les techniques décrites dans ce livre.

En lisant ce document, le lecteur convient qu'en aucun cas l'auteur n'est responsable des pertes, directes ou indirectes, qui sont subies à la suite de l'utilisation des informations contenues dans ce document, y compris, sans s'y limiter, des erreurs, des omissions ou des inexactitudes.

Tableau des matières

Introduction

Les friteuses à air fonctionnent en cuisinant les aliments avec la circulation de l'air chaud. C'est ce qui rend les aliments que vous mettez en elle si croustillant quand ils sortent! Quelque chose appelé « effet Maillard » se produit, qui est une réaction chimiquement induite qui se produit à la chaleur qui le rend capable pour cette friteuse de brunir les aliments en si peu de temps, tout en gardant les nutriments et la saveur intacte.

Les avantages de l'utilisation d'une friteuse à air

Une réduction massive de l'huile – pas plus d'une c. à thé ou deux de papier d'aluminium est nécessaire pour cuire les aliments dans une friteuse à air et pourtant il atteint toujours la même texture. On est loin des nombreuses tasses d'huile que vous auriez à utiliser pour faire cuire les aliments dans une friteuse. Le résultat est la nourriture qui n'est pas trempée dans la graisse malsaine qui obstruera les artères.

Débordant de saveur - la saveur de la nourriture sort vraiment dans une friteuse à air. Malgré la petite quantité d'huile utilisée dans la « friture » de la nourriture, le goût

« frit » et la texture est atteint. Opération facile de pressage et d'accès – Vous n'avez plus besoin de veiller sur votre poêle sur votre poêle tout en faisant frire votre nourriture. Cela signifie également qu'il n'y a pas d'éclaboussures d'huile et de brûlures accidentelles. Toute la magie se produit dans la chambre de cuisson, il suffit de définir vos préférences de cuisson, appuyez sur le bouton droit, et laissez la friteuse à air faire tout le travail.

Temps de cuisson rapides – Les températures élevées qui circulent dans la chambre de cuisson coupent les temps de cuisson courants en deux. C'est parce que la chaleur est maintenue tout au long du temps cuit ce qui signifie que vous n'avez pas à vous soucier de la perte de chaleur qui ralentit votre cuisson.

Nettoyage facile – Avec des paniers de nourriture qui sont sans danger pour le lave-vaisselle, c'est aussi simple que de l'enlever et de le mettre dedans. La chambre de cuisson peut facilement être nettoyée avec un chiffon et un savon à vaisselle doux.

Polyvalent et inégalé – cet appareil moderne est plus qu'une friteuse. Vous pouvez faire cuire, griller et griller dedans aussi. Plus d'un très polyvalent, mini four de convection

10

plutôt que d'une friteuse. Coffre-fort – Ses composants sont sans danger pour les aliments et le processus de cuisson lui-même vous aide à éviter les accidents de cuisine qui peuvent entraîner des brûlures à l'huile. Le corps de la friteuse à air devient à peine chaud, même si la température à l'intérieur est à son maximum. En utilisant votre gants de cuisine standard vous donnera plus qu'assez de protection lors de la manipulation de cet appareil de cuisine.

Ces avantages font des friteuses d'air le choix évident quand il s'agit de la cuisine saine Aucun compromis sur la saveur ou la commodité!

Pour l'abrutir, les friteuses à air peuvent faire ce que ces friteuses à huile font, mais d'une manière beaucoup plus saine que de submermer les aliments dans l'huile grasse et engraissante.

Tirer le meilleur parti de votre friteuse à air

Pour maximiser les avantages de l'utilisation d'une friteuse à air, voici quelques conseils que vous ne devriez pas négliger :

Commencer

• Placez votre friteuse à air sur un dessus de cuisine plat et résistant à la chaleur, si vous avez des surfaces granitiques c'est parfait.

• Évitez de le mettre près du mur car cela dissipera la chaleur causant des temps de cuisson plus lents. Laissez un espace d'au moins cinq pouces entre le mur et la friteuse à air.

• Des plaques à pâtisserie et des moules à gâteaux allant au four peuvent être utilisés dans la friteuse à air à condition qu'ils puissent s'insérer facilement à l'intérieur et que la porte puisse se fermer.

Avant la cuisson

• Si vous le pouvez, préchauffez toujours votre friteuse à air pendant 3 minutes avant la cuisson. Une fois que la montre s'éteint, il sera prêt à rock and roll.

• Utilisez un vaporisateur pompé à la main pour appliquer l'huile. L'adoption de cette méthode vous fera utiliser moins d'huile et est une option plus facile par rapport au brossage ou au grésillement. Évitez les marques d'aérosols en conserve car elles ont tendance à avoir beaucoup de produits chimiques désagréables

• Toujours du pain si nécessaire. Cette étape de panure ne doit pas être manquée. Assurez-vous d'appuyer fermement sur la panure sur la viande ou le légume afin que les miettes ne tombent pas facilement.

Pendant la cuisson

• Ajouter de l'eau au tiroir de la friteuse à air tout en cuisinant des aliments riches en matières grasses pour éviter une fumée et une chaleur excessives. Utilisez cette technique lors de la cuisson de hamburgers, bacon, saucisses et aliments similaires.

• Sécurisez les aliments légers tels que les tranches de pain avec des cure-dents afin
ils ne se font pas exploser.

• Évitez de mettre trop d'aliments dans le panier de friteuse à air. Le surpeuplement se traduira par une cuisson inégale et empêchera également les aliments d'obtenir cette texture croustillante glorieuse que nous aimons tous.

• Il est conseillé de secouer la friteuse et de retourner les aliments à mi-cuisson pour s'assurer que tout ce qui se trouve à l'intérieur cuit uniformément.

• L'ouverture de la friteuse à air à quelques reprises pour vérifier comment les aliments se portent n'affectera pas le temps de cuisson, alors ne vous inquiétez pas. Une fois terminé :

• Retirez le panier du tiroir avant de sortir les aliments pour éviter que l'huile ne reste sur les aliments que vous venez de frire.

• Les jus dans le tiroir de friteuse à air peuvent être utilisés pour faire de délicieuses marinades et sauces. Si vous le trouvez trop gras, vous pouvez toujours le réduire dans une casserole pour se débarrasser de l'excès de liquide.

• Le nettoyage du panier et du tiroir après chaque utilisation est impératif.

Maintenant que vous avez appris à connaître les bases de l'utilisation de l'air

friteuse, passons à la partie passionnante, c'est le temps de cuisson!

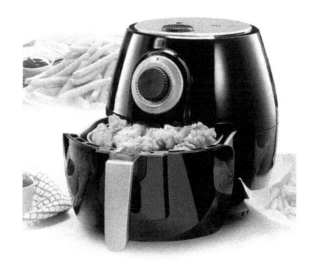

1. <u>Omelette moelleuse de fromage</u>

Temps de préparation: 10

minutes Temps de cuisson:

15 minutes Portions: 2

INGRÉDIENTS:

- 4 oeufs

- 1 gros oignon, tranché

- 1/8 tasse de fromage cheddar râpé

- 1/8 tasse de fromage mozzarella râpé

- Spray de cuisson

- 1/4 c. à thé de sauce soja

- Poivre noir fraîchement moulu, au goût

Itinéraire:

1. Préchauffer la friteuse à air à 360 o F et graisser une poêle avec un vaporisateur de cuisson.
2. Fouetter ensemble les œufs, la sauce soja et le poivre noir dans un bol.
3. Placer les oignons dans la poêle et cuire environ 10 minutes.
4. Verser le mélange d'œufs sur les tranches d'oignon et garnir uniformément de fromage.
5. Cuire encore environ 5 minutes et servir.

NUTRITION: Calories: 216; Matières grasses : 13,8 g; Glucides: 7.9g; Sucre: 3.9g; Protéines: 15. 5 g;

2   champignons Portobello farcis au sol bœuf

Temps de préparation: 10

minutes Temps de cuisson:

13 minutes Portions: 3

INGRÉDIENTS:

- 3 champignons Portobello
- 1/2 tasse de bœuf haché
- 1 cuillère à café d'ail haché
- 1 oz d'oignon, haché
- 1 cuillère à café d'huile d'olive
- 3/4 c. à thé de muscade moulue
- 3/4 c. à thé de coriandre

4. Fritatta de poisson

Temps de préparation: 10

minutes Temps de cuisson:

15 minutes Portions: 3

INGRÉDIENTS:

- 1 cuillère à soupe d'aneth frais, haché
- 1 cuillère à soupe de persil frais, haché
- 1/4 c. à thé de muscade moulue
- 2 cuillères à soupe de lait de coco
- 4 oeufs
- 8 oz de filet haché

Itinéraire:

1. Battre les œufs dans le bol à mélanger et bien fouetter.

2. Ajouter le saumon haché et l'aneth frais.

3. Ajouter le persil frais et la muscade moulue.

4. Remuer délicatement le mélange et ajouter le lait de coco.

5. Après cela, verser le mélange de frittata dans le panier de friteuse à air et cuire pendant 15 minutes à 360 F.

6. Lorsque le repas est cuit – refroidissez-le peu et servez!

NUTRITION: Calories: 211; Matières grasses: 13g; Fibre: 0.4g; Glucides: 17g; Protéines: 22. 5 g;

3 Quiche sans croûte

Temps de préparation: 5

minutes Temps de cuisson:

30 minutes Portions: 2

INGRÉDIENTS:

- 4 oeufs
- 1/4 tasse d'oignon, haché
- 1/2 tasse de tomates, hachées
- 1/2 tasse de lait
- 1 tasse de fromage Gouda, râpé
- Sel, au goût

Itinéraire:

1. Préchauffer la friteuse à 340 o F et graisser légèrement 2 ramequins.
2. Mélanger tous les ingrédients dans un ramequin jusqu'à ce qu'ils soient bien mélangés.
3. Placer dans la friteuse à air et cuire environ 30 minutes.
4. Sortir le plat et servir.

NUTRITION: Calories: 348; Matières grasses: 23.8g;

Glucides: 7.9g; Sucre: 6.3g; Protéines: 26. 1 g;

Itinéraire:

1. Mettre le bœuf haché dans le bol à mélanger.

2. Ajouter l'ail haché et l'oignon haché.

3. Après cela, ajouter la muscade moulue et la coriandre.

4. Mélanger délicatement le mélange.

5. Remplir les champignons du mélange de bœuf haché.

6. Saupoudrer ensuite les champignons d'huile d'olive et les envelopper dans le papier d'aluminium.

7. Mettre les champignons enveloppés dans le panier de friteuse à air et cuire pendant 10 minutes à 380 F.

8. Puis jeter le papier d'aluminium des champignons et les cuire 3 minutes de plus à 400 F.

9. Réfrigérer le repas cuit peu et servir!

NUTRITION: Calories: 42; Matières grasses : 1,8 g; Fibre: 1.3g; Glucides: 4.5g; Protéines: 3.3g;

5 Mélange endive citronné

Temps de préparation: 10

minutes Temps de cuisson:

10 minutes Portions: 4

INGRÉDIENTS:

- 8 endives, coupées
- Sel et poivre noir au goût
- cuillères à soupe d'huile d'olive
- Jus de 1/2 citron
- 1 cuillère à soupe de pâte de tomate
- cuillères à soupe de persil, haché
- 1 cuillère à café de stévia

Itinéraire:

1. Dans un bol, mélanger les endives avec le sel, le poivre, l'huile, le jus de citron, la pâte de tomate, le persil et la stévia, mélanger, placer les endives dans le panier de votre friteuse à air et cuire à 365 degrés F pendant 10 minutes.

2. Répartir entre les assiettes et servir.

NUTRITION: Calories: 160; Matières grasses: 4g; Fibre: 7g; Glucides: 9g; Protéines: 4g;

6 Tomate et avocat

Temps de préparation: 8

minutes Portions: 4

INGRÉDIENTS:

- 1/2 lb de tomates cerises; réduit de moitié
- avocats, dénoyautés; pelés et coupés en cubes
- 1 1/4 tasse de laitue; déchiré
- 1/3 tasse de crème de noix de coco
- Une pincée de sel et de poivre noir
- Spray de cuisson

Itinéraire:

1. Graisser la friteuse avec le vaporisateur de cuisson, mélanger les tomates avec les avocats, le sel, le poivre et la crème et cuire à 350 °F pendant 5 minutes en secouant une fois

2. Dans un saladier, mélanger la laitue avec les

tomates

et mélanger l'avocat, mélanger et servir.

NUTRITION: Calories: 226; Matières grasses: 12g;
Fibre: 2g; Glucides: 4g; Protéines: 8g;

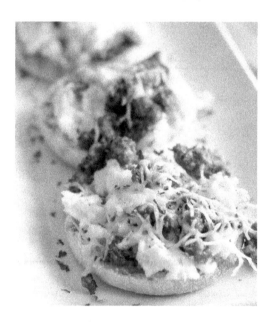

7 Salade végétarienne italienne simple

Temps de préparation: 10

minutes Temps de cuisson:

10 minutes Portions: 8

INGRÉDIENTS:

- 1 et 1/2 tasse de tomates, hachées

- 3 tasses d'aubergines, hachées

- 2 cuillères à café de câpres

- Spray de cuisson

- 3 gousses d'ail, hachées finement

- 2 cuillères à café de vinaigre balsamique

- 1 cuillère à soupe de basilic, haché

- Une pincée de sel et de poivre noir

Itinéraire:

1. Graisser une poêle qui s'adapte à votre friteuse à air avec du spray de cuisson, ajouter les tomates, aubergines, câpres, ail, sel et poivre, placer dans votre friteuse à air et cuire à 365 degrés F pendant 10 minutes.

2. Répartir dans les assiettes, arroser le vinaigre balsamique partout, saupoudrer de basilic et servir froid.

3. jouir!

NUTRITION: Calories: 171; Matières grasses: 3g; Fibre: 1g; Glucides: 8g; Protéines: 12g;

9 blancs d'œufs aux tomates tranchées

Temps de préparation: 10
minutes Temps de cuisson:
15 minutes Portions: 2

INGRÉDIENTS:

- 1 tomate, tranchée
- 2 blancs d'œufs
- 1/4 c. à thé de paprika moulu
- 1/4 c. à thé de sel
- 1 cuillère à café d'huile d'olive
- 1 cuillère à café d'aneth séché

Itinéraire:

    a. Verser l'huile d'olive dans la friteuse.

    b. Ajouter ensuite les blancs d'œufs.

    c. Saupoudrer les blancs d'œufs de sel, d'aneth séché et de paprika moulu.

    d. Cuire les blancs d'œufs pendant 15 minutes à 350 F.

    e. Lorsque les blancs d'œufs sont cuits – laissez-les refroidir peu.

    f. Déposer la couche de tomates tranchées dans l'assiette.

    g. Ensuite, hacher les blancs d'œufs grossièrement et placer sur les tomates.

    h. servir!

NUTRITION: Calories: 45; Matières grasses : 2,5 g; Fibre: 0.5g; Glucides: 1,9g; Protéines: 4g;

10 cuisses de poulet moutarde

Temps de cuisson: 35

minutes Portions: 4

INGRÉDIENTS:

- 1 1/2 lb de cuisses de poulet, désossées
- Cuil. Moutarde de Dijon
- Spray de cuisson
- Une pincée de sel et de poivre noir

Itinéraire:

1. Prendre un bol et mélanger les cuisses de poulet avec tous les autres ingrédients et mélanger.

2. Mettez le poulet dans le panier de votre friteuse d'air et faites cuire

   à 370 °F pendant 30 minutes en secouant à mi-chemin. servir

NUTRITION: Calories: 253; Matières grasses: 17g; Fibre: 3g; Glucides: 6g; Protéines: 12g;

10. Purée de chou-fleur

Temps de préparation: 5

minutes Temps de cuisson:

10 minutes Portions: 4

INGRÉDIENTS:

- 1 chou-fleur, fleurons séparés et cuits à la vapeur

- Sel et poivre noir au goût

- 1/2 tasse de bouillon de légumes, chauffé

- 1/2 cuillère à café de poudre de curcuma

- 1 cuillère à soupe de beurre

- oignons de printemps, hachés

Itinéraire:

1. Dans une poêle qui s'adapte à votre friteuse à air, mélanger le chou-fleur avec le bouillon, le sel, le poivre et le curcuma; puis bien remuer.

2. Placer la poêle dans la friteuse et cuire à 360 degrés F pendant 10 minutes.

3. Écraser le mélange de chou-fleur à l'aide d'un pilon à pommes de terre, en ajoutant le beurre et les oignons de printemps.
4. Remuer, répartir entre les assiettes et servir.

NUTRITION: Calories: 140; Matières grasses: 2g; Fibre: 6g; Glucides: 15g; Protéines: 4g;

11 Purée de panais

Temps de préparation: 10

minutes Temps de cuisson:

15 minutes Portions: 4

INGRÉDIENTS:

- 4 panais, pelés et hachés

- Sel et poivre noir au goût

- 1 oignon jaune, haché

- 1/4 tasse de crème sure

- 1/2 tasse de bouillon de poulet, chauffé

Itinéraire:

1. Dans une poêle qui s'adapte à votre friteuse à air, placer tous les ingrédients sauf la crème sure; bien remuer.

2. Placer la poêle dans la friteuse à air et cuire à 370 degrés F pendant 15 minutes.

3. Écraser le mélange de panais, en ajoutant la crème sure; bien remuer à nouveau.

4. Répartir entre les assiettes et servir comme plat d'accompagnement. **NUTRITION:** Calories: 151;

Matières grasses: 3g; Fibre: 6g; Glucides: 11g; Protéines: 4g

12 Tofu savoureux

Temps de cuisson: 12

minutes Portions: 4

INGRÉDIENTS:

- 1/4 tasse de semoule de maïs
- Tofu extra ferme de 15 onces, égoutté, coupé en cubes
- Sel et poivre au goût
- 1téaspoon flocons de chili
- 3/4 tasse de fécule de maïs

Itinéraire:

1. Tapisser le panier de friteuse d'aluminium de papier d'aluminium et badigeonner d'huile. Préchauffer votre friteuse à 370°Fahrenheit.
2. Mélanger tous les ingrédients dans un bol.
3. Placer dans la friteuse à air et cuire pendant 12 minutes.

NUTRITION: Calories:246; Matières grasses : 11,2 g; Glucides: 8.7g; Protéines: 7. 6 g;

13 Purée de carottes

Temps de préparation: 10

minutes Temps de cuisson:

15 minutes Portions: 4

INGRÉDIENTS:

- 11/2 livres de carottes, pelées et hachées

- 1 cuillère à soupe de beurre, ramolli

- Sel et poivre noir au goût

- 1 tasse de bouillon de poulet, chauffé

- 1 cuillère à soupe de miel

- 1 cuillère à café de cassonade

Itinéraire:

1. Dans une poêle qui s'adapte à votre friteuse à air, mélanger les carottes avec le bouillon, le sel, le poivre et le sucre; bien remuer.

2. Mettre la poêle dans la friteuse et cuire à 370 degrés F pendant 15 minutes.

3. Transférer le mélange de carottes dans un mélangeur, ajouter le beurre et le miel et bien pulser.

4. Répartir entre les assiettes et servir.

NUTRITION: Calories: 100; Matières grasses: 3g; Fibre: 3g; Glucides: 7g; Protéines: 6g;

14 Frites à l'avocat

Temps de cuisson: 10

minutes Portions: 4

INGRÉDIENTS:

- Aquafina de 1 once

- 1 avocado, tranché

- 1/2 c. à thé de sel

- 1/2 tasse de chapelure panko

Itinéraire:

1. Mélanger la chapelure panko et saler ensemble dans un bol. Verser Aquafina dans un autre bol.

2. Draguer les tranches d'avocat dans Aquafina, puis panko chapelure.

3. Disposer les tranches en une seule couche dans le panier de friteuse à air.

4. Alevins d'air à 390°Fahrenheit pendant 10 minutes.

NUTRITION: Calories: 263; Matières grasses: 7.4g; Glucides: 6.5g; Protéines: 8. 2 g;

15 Maïs croustillant et croquant

Temps de cuisson: 10

minutes Portions: 4

INGRÉDIENTS:

- 1 tasse de farine d'amande
- 1 cuillère à café de poudre d'ail
- 1/4 c. à thé de chili en poudre
- 4 maïs pour bébés, bouillis
- Sel au goût
- 1/2 cuillère à café de graines de carom
- Pincée de bicarbonate de soude

Itinéraire:

1. Dans un bol, ajouter la farine, la poudre de chili, la poudre d'ail, le bicarbonate de soude, les graines de carome et le sel.

2. Bien mélanger. Verser un peu d'eau dans la pâte pour faire une belle pâte. Tremper le maïs bouilli dans la pâte pour enrober.

3. Préchauffer votre friteuse à 350°Fahrenheit. Tapisser le panier de friteuse d'air de papier d'aluminium et déposer les petits maïs sur du papier d'aluminium.

4. Cuire les maïs de bébé pendant 10 minutes.

NUTRITION: Calories: 243; Matières grasses : 9,6 g; Glucides: 8.2g; Protéines: 10. 3 g;

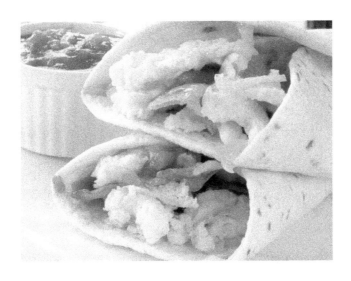

16 Mélange de **crevettes au saké**

Temps de préparation: 5

minutes Temps de cuisson:

12 minutes Portions: 4

INGRÉDIENTS:

- 1pound crevettes, pelées et déveinées

- 1/2 c. à thé de cumin, moulu

- 1/3 tasse de saké

- Sauce soja 1tablespoon

- Une pincée de poivre de Cayenne

- 1teaspoon moutarde

- 1teaspoon sucre

Itinéraire:

1. Dans une poêle qui poing votre friteuse à air, mélanger les crevettes avec le saké et les autres ingrédients, introduire la poêle dans la friteuse et cuire à 370 degrés F pendant 12 minutes.

2. Diviser en bols et servir.

NUTRITION: Calories: 271, Lipides: 11g, Fibres: 7g, Glucides: 16g, Protéines: 6g

17 Saumon cuit à la vapeur avec sauce à l'aneth

Temps de préparation: 15 minutes Temps de cuisson: 11 minutes Portions: 2

INGRÉDIENTS:

- 1 tasse d'eau
- 2 filets de 6 onces
- 1/2 tasse de yogourt grec
- 2 cuillères à soupe d'aneth frais, haché et divisé
- 2 cuillères à café d'huile d'olive
- Sel, au goût
- 1/2 tasse de crème sure

Itinéraire:

1. Préchauffer la friteuse à air à 285 o F et graisser un panier de friteuse à air.
2. Placer l'eau au fond de la poêle à air.
3. Enrober le saumon d'huile d'olive et assaisonner d'une pincée de sel.

4. Disposer le saumon dans la friteuse à air et cuire environ 11 minutes.

5. Pendant ce temps, mélanger le reste des ingrédients dans un bol pour faire de la sauce à l'aneth.

6. Servir le saumon avec de la sauce à l'aneth.

NUTRITION: Calories: 224, Matières grasses: 14.4g; Glucides: 3.6g; Sucre: 1.5g; Protéines: 21. 2 g;

18 filets de saumon étonnants

Temps de préparation: 5

minutes Temps de cuisson:

7 minutes Portions: 2

INGRÉDIENTS:

- 2, 7-once>-3/4-inch filets de sonmon épais
- 1 cuillère à soupe d'assaisonnement italien
- 1 cuillère à soupe de jus de citron frais

Itinéraire:

1. Préchauffer la friteuse à air à 355 o F et graisser une poêle à frire Air.

2. Frotter le saumon uniformément avec l'assaisonnement italien et transférer dans la poêle à friture Air, côté peau vers le haut.

3. Cuire environ 7 minutes et presser le jus de citron dessus pour servir.

NUTRITION: Calories: 88; Matières grasses : 4,1 g; Glucides: 0.1g; Sucre: 0g; Protéines: 12. 9 g;

21. <u>Palourdes et sauce à la bière</u>

Temps de préparation: 10
minutes Temps de cuisson:
15 minutes Portions: 4

INGRÉDIENTS:

- 1 livre de palourdes
- 1 oignon rouge, haché
- Une pincée de sel et de poivre noir
- 1/2 c. à thé de paprika sucré
- 1 tasse de bière
- 2 cuillères à soupe de coriandre, hachées
- 1 cuillère à café d'huile d'olive

Itinéraire:

1. Dans une poêle qui s'adapte à votre friteuse à air, mélanger les palourdes avec l'oignon et les autres ingrédients, introduire dans la friteuse et cuire à 390 degrés pendant 15 minutes.

2. Diviser en bols et servir.

NUTRITION: Calories 231; Matières grasses: 6g; Fibre:

8g; Glucides: 16g; Protéines 16g;

20. Mélange de crevettes et saucisses

Temps de préparation: 5

minutes Temps de cuisson:

12 minutes Portions: 4

INGRÉDIENTS:

- 1 livre de crevettes, pelées et déveinées

- 1 tasse de saucisses, tranchées

- Jus de 1 lime

- 1 cuillère à soupe d'huile d'olive

- 1 oignon jaune, haché

- 1 cuillère à soupe de ciboulette, hachée

Itinéraire:

1. Dans une poêle qui s'adapte à votre friteuse à air, mélanger les crevettes avec les saucisses et les autres ingrédients, introduire la poêle dans la friteuse à air et cuire à 380 degrés F pendant 12 minutes.

2. Diviser le mélange en bols et servir.

NUTRITION: Calories: 201; Matières grasses: 6g; Fibre: 7g; Glucides: 17g; Protéines: 7g;

19 parcelles de saumon juteux et d'asperges

Temps de préparation: 5

minutes Temps de cuisson:

13 minutes Portions: 2

INGRÉDIENTS:

- 2 filets de saumon

- 4 tiges d'asperges

- 1/4 tasse de champagne

- Sel et poivre noir, au goût

- 1/4 tasse de sauce blanche

- 1 cuillère à café d'huile d'olive

Itinéraire:

1. Préchauffer la friteuse à air à 355 o F et graisser un panier de friteuse à air.

2. Mélanger tous les ingrédients dans un bol et répartir uniformément ce mélange sur 2 papiers de papier d'aluminium.

3. Disposer les papiers d'aluminium dans le panier de la friteuse à air et cuire environ 13 minutes.

4. Plat dans un plateau et servir chaud.

NUTRITION: Calories: 32; Matières grasses: 16.6g; Glucides: 4.1g; Sucre: 1.8g; Protéines: 36. 6 g;

22. Recette de poitrine de poulet farcie

Temps de préparation: 45

Minutes Portions: 8

INGRÉDIENTS:

- Baies-loups-10

- Huile de sésame-3 c. à thé.

- poulet entier -1

- piments rouges hachés; -2 (en)

- ignam en cubes-1

- tranches de gingembre-4

- sauce soja-1 c. à thé.

- Sel et poivre blanc au goût

Itinéraire:

1. Épicer le poulet avec du sel, du poivre et frotter avec de la sauce soja et de l'huile de sésame et farcir de baies de loup, de blocs d'igname, de piments et de gingembre.

2. Préchauffer votre friteuse à une température de 400 °F

3. Introduisez votre poulet préparé dans votre friteuse à air et faites cuire pendant 20 minutes

4. Réglez à nouveau votre friteuse à une autre température de 360 °F et faites cuire le poulet préparé pendant 15 minutes.

5. Taillez votre poulet dans votre forme idéale et après ce point, partager entre les assiettes et servir.

NUTRITION: Calories: 320; Matières grasses: 12g; Protéines: 12g; Fibre: 17g; Glucides: 22g;

23 <u>Sauce au poulet et coriandre</u>

Temps de préparation: 10

minutes Temps de cuisson:

25 minutes Portions: 4

INGRÉDIENTS:

- 2 livres de poitrine de poulet, sans peau, désossée et tranchée

- 1 tasse de coriandre, hachée

- Jus de 1 lime

- 1/2 tasse de crème épaisse

- 1 cuillère à soupe d'huile d'olive

- 1/2 c. à thé de cumin, moulu

- 1 cuillère à café de paprika sucré

- 5 gousses d'ail, hachées

- 1 tasse de bouillon de poulet

- Une pincée de sel et de poivre noir

24 Citronnelle dinde

Temps de préparation: 10

minutes Temps de cuisson:

20 minutes Portions: 4

INGRÉDIENTS:

- 1/2 tasse de citronnelle, coupée et hachée
- 2 livres de poitrine de dinde, sans peau, désossée et grossièrement coupée en cubes
- 1 cuillère à soupe de vinaigre balsamique
- 1 tasse de crème de noix de coco
- Sel et poivre noir au goût
- 1 cuillère à soupe de ciboulette, hachée
- 1 cuillère à soupe de jus de citron

Itinéraire:

1. Dans la poêle à air, mélanger la dinde avec la citronnelle et les autres ingrédients, mélanger, introduire la poêle dans la friteuse et cuire à 380 degrés F pendant 25 minutes.

2. Répartir le tout entre les assiettes et servir.

NUTRITION: Calories: 251; Matières grasses: 8g; Fibre: 14g; Glucides: 19g; Protéines: 6g

25 Recette <u>sautée de poulet et d'asperges</u>

Temps de préparation: 30

Minutes Portions: 4

INGRÉDIENTS:

- asperges-8

- Cumin moulu-1 c. à thé.

- ailes de poulet coupées en deux-8

- Romarin haché -1 c. à soupe.

- Sel et poivre noir au goût

Itinéraire:

1. Tout d'abord, tapoter les ailes de poulet sèches à ce moment-là assaisonner de sel, cumin, poivre et romarin

2. Introduisez votre poulet préparé dans la caisse de votre friteuse à air et faites cuire à 360 °F, pendant 20 minutes.

3. D'autre part, préchauffer le récipient a à une chaleur moyenne, incorporer les asperges à ce moment-là inclure l'eau, étendre le plat et permettre à la vapeur pendant

a quelques minutes;

4. Transférer le mélange dans un bol chargé d'eau glacée, canaliser et repérer sur les assiettes.

5. Servez vos ailes de poulet avec vos asperges.

NUTRITION: Calories: 270; Lipides: 8;g Fibre: 12g; Protéines: 22g; Glucides: 24g;

Itinéraire:

1. Dans un mélangeur, mélanger la coriandre avec le jus de lime et les autres ingrédients, sauf le poulet et le bouillon et bien pulser.

2. Mettre le poulet, le bouillon et la sauce dans   la poêle à air,   mélanger, introduire la poêle dans la friteuse et cuire à 380 degrés F pendant 25 minutes.

3. Répartir le mélange entre les assiettes et servir

NUTRITION: Calories: 261; Matières grasses: 12g; Fibre: 7g; Glucides 15g; Protéines 25g

26.Côtelettes d'agneau rôties

Temps de préparation: 29

minutes Portions: 6

INGRÉDIENTS:

- 12 côtelettes d'agneau

- 1 piment vert; haché

- 1 gousse d'ail; émincé

- 1/2 tasse de coriandre; haché

- 3 c. à soupe d'huile d'olive

- Jus de 1 lime

- Une pincée de sel et de poivre noir

Itinéraire:

1. Prendre a bol et mélanger les côtelettes d'agneau avec le reste des ingrédients et bien frotter.

2. Mettez les côtelettes dans le panier de votre friteuse à air et faites cuire à 400 °F pendant 12 minutes de chaque côté.

3. Répartir entre les assiettes et servir

NUTRITION: Calories: 284; Matières grasses: 10g;

Fibre: 3g; Glucides: 6g; Protéines: 16;

27.Gosses croustillants

Temps de préparation: 20

minutes Portions: 4

INGRÉDIENTS:

- 4 bratwursts de 3 oz

Itinéraire:

1. Placer les gosses dans le panier de friteuse à air.
2. Réglez la température à 375 degrés F et réglez la minuterie pendant 15 minutes.

NUTRITION: Calories: 286; Protéines: 11.8g; Fibre: 0.0g; Matières grasses: 24.8g; Glucides: 0.0g

29 Pain de viande de bœuf

Temps de préparation: 30

minutes Portions: 4

INGRÉDIENTS:

- 1 lb de viande de bœuf, hachée

- 1 œuf, fouetté

- 1 oignon jaune; haché

- 1 c. à soupe d'origan; haché

- 3 c. à soupe de farine d'amande

- 1 c. à soupe de persil; haché

- Spray de cuisson

- Sel et poivre noir au goût.

Itinéraire:

1. Prendre un bol et mélanger tous les ingrédients sauf le vaporisateur de cuisson, bien mélanger et mettre dans un moule à pain a qui s'adapte à la friteuse à air

2. Mettre la poêle dans la friteuse et cuire à 390 °F pendant 25 minutes. Trancher et servir chaud.

NUTRITION: Calories: 284; Matières grasses: 14g; Fibre: 3g; Glucides: 6g; Protéines: 18;

28 Pain de viande d'agneau et d'aubergine

Temps de préparation: 5
minutes Temps de cuisson:
35 minutes Portions: 4

INGRÉDIENTS:

- 2 livres de viande de ragoût d'agneau, hachée
- 2 aubergines, hachées
- 1 oignon jaune, haché
- Une pincée de sel et de poivre noir
- 1/2 c. à thé de coriandre, moulue
- Spray de cuisson
- 2 cuillères à soupe de coriandre, hachées
- 1 œuf
- 2 cuillères à soupe de pâte de tomate

30 Mélange de bœuf et de brocoli

Temps de préparation: 10
minutes Temps de cuisson:
30 minutes Portions: 4

INGRÉDIENTS:

- 1 livre de viande de ragoût de bœuf, coupée en cubes
- 2 tasses de fleurons de brocoli
- 1/2 tasse de sauce tomate
- 1 cuillère à café de paprika sucré
- 2 cuillères à café d'huile d'olive
- 1 cuillère à soupe de coriandre, hachée

Itinéraire:

1. Dans votre friteuse à air, mélanger le bœuf avec le brocoli et les autres ingrédients, mélanger, cuire à 390 degrés F pendant 30 minutes, diviser en bols et servir.

NUTRITION: Calories: 281, Lipides: 12g, Fibres: 7g,

Glucides: 19g, Protéines: 20g

31 Agneau à la muscade

Temps de préparation: 5

minutes Temps de cuisson:

30 minutes Portions: 4

INGRÉDIENTS:

- 1 livre de viande de ragoût d'agneau, coupée en cubes

- 2 cuillères à café de muscade, moulue

- 1 cuillère à café de coriandre, moulue

- 1 tasse de crème lourde

- 2 cuillères à soupe d'huile d'olive

- 2 cuillères à soupe de ciboulette, hachées

- Sel et poivre noir au goût

Itinéraire:

1. Dans la poêle à air, mélanger l'agneau avec la muscade et les autres ingrédients, mettre la poêle dans la friteuse à air et cuire à 380 degrés F pendant 30 minutes.

2. Diviser le tout en bols et servir.

NUTRITION: Calories: 287, Lipides: 13g, Fibres: 2g, Glucides: 6g, Protéines: 12g

Itinéraire:

1. Dans un bol, mélanger l'agneau avec les aubergines des ingrédients, sauf le vaporisateur de cuisson et remuer.
2. Graisser un moule à pain qui s'adapte à la friteuse à air avec le vaporisateur de cuisson, ajouter le mélange et façonner le pain de viande.
3. Mettre la poêle dans la friteuse à air et cuire à 380 degrés F pendant 35 minutes.
4. Trancher et servir avec une salade d'accompagnement.

NUTRITION: Calories: 263, Lipides: 12g, Fibres: 3g, Glucides: 6g, Protéines: 15g

32.Frittata aux champignons Porcini

Temps de préparation: 40

minutes Portions: 4

INGRÉDIENTS:

- 3 tasses de champignons Porcini, tranchés finement
- 1 cuillère à soupe de beurre fondu
- 1 échalote, pelée et coupée en fines rondelles
- 1 gousse d'ail,pelée et finement hachée
- 1 citronnelle, coupée en morceaux de 1 pouce
- 1/3 c. à thé de sel de table
- 8 oeufs
- 1/2 c. à thé de poivre noir moulu,de préférence fraîchement moulu
- 1 cuillère à café de cumin en poudre
- 1/3 c. à thé d'herbe séchée ou fraîche à l'aneth
- 1/2 tasse de fromage de chèvre, émietté

Itinéraire:

1. Faire fondre le beurre dans une poêle antiadhésive placée à feu moyen. Faire revenir l'échalote, l'ail, les champignons Porcini émincés et la citronnelle à feu modéré jusqu'à ce qu'ils soient ramollis.

2. Maintenant, réserver le mélange sauté.

3. Préchauffez votre friteuse à air à 335 degrés F. Puis, dans un bol à mélanger, battre les œufs jusqu'à ce qu'ils soient mousseux.

4. Maintenant, ajouter les assaisonnements et mélanger pour bien mélanger.

5. Enrober les côtés et le fond d'un plat allant au four d'une fine couche de spray végétal.

6. Verser le mélange oeuf/assaisonnement dans le plat allant au four; verser l'oignon/sauté de champignons.

7. Garnir de fromage de chèvre émietté.

8. Placer le plat allant au four dans le panier de cuisson Air Fryer.

9. Cuire environ 32 minutes ou jusqu'à ce que votre frittata soit réglée.

10. jouir!

NUTRITION: Calories: 242; Matières grasses: 16g; Glucides: 5.2g; Protéines: 17.2g; Sucres: 2.8g; Fibre: 1.3g

33.Muffins aux œufs brouillés au fromage

Temps de préparation: 20

minutes Portions: 6

INGRÉDIENTS:

- onces de saucisse de dinde fumée, hachée

- oeufs, légèrement battus

- 2 cuillères à soupe d'échalotes, hachées finement

- 2 gousses d'ail, hachées finement

- Sel de mer et poivre noir moulu, au goût

- 1 cuillère à café de poivre de Cayenne

- 6 onces de fromage Monterey Jack, râpé

Itinéraire:

1. Il suffit de mélanger la saucisse, les œufs, les échalotes, l'ail, le sel, le poivre noir et le poivre de Cayenne dans un plat à mélanger.

2. Mélanger pour bien mélanger.

3. Verser le mélange dans 6 moules à muffins de taille standard avec des linge de papier.

4. Cuire au four dans la friteuse à air préchauffée à 340 degrés F pendant 8 minutes.

5. Garnir de fromage et cuire 8 minutes de plus.

6. jouir!

NUTRITION: Calories: 234; Matières grasses : 15,7 g; Glucides: 5.3g; Protéines: 17.6g; Sucres: 0.9g; Fibre: 0.4g

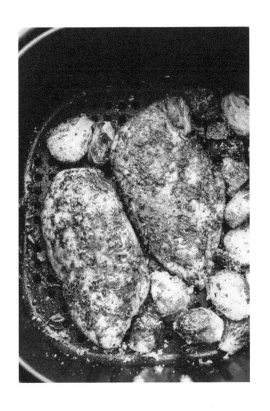

34. Sauté d'épinards

Temps de préparation: 5
minutes Temps de cuisson:
8 minutes Portions: 4

INGRÉDIENTS:

- 2 livres d'épinards
- 1 cuillère à soupe d'huile d'avocat
- 1 tasse de tomates cerises, coupées en deux
- 4 échalotes, hachées
- Sel et poivre noir au goût
- 1 cuillère à soupe de ciboulette, hachée

Itinéraire:

1. Chauffer la friteuse à air avec l'huile à 350 degrés F, ajouter les épinards, les tomates et les autres ingrédients, mélanger et cuire pendant 8 minutes.
2. Répartir entre les assiettes et servir.

NUTRITION: calories: 190, lipides: 4g, fibres: 2g, glucides: 13g, protéines: 9g

35 tomates cajuns et poivrons

Temps de préparation: 4

minutes Temps de cuisson:

20 minutes Portions: 4

INGRÉDIENTS:

- 1 cuillère à soupe d'huile d'avocat
- 1/2 livre de poivrons mélangés, tranchés
- 1 livre de tomates cerises, coupées en deux
- 1 oignon rouge, haché
- Une pincée de sel et de poivre noir
- 1 cuillère à café de paprika sucré
- 1/2 cuillère à soupe d'assaisonnement cajun

Itinéraire:

1. Dans une poêle qui s'adapte à la friteuse à air, mélanger les poivrons avec les tomates et les autres ingrédients, mettre la poêle dans votre friteuse à air et cuire à 390 degrés F pendant 20 minutes.
2. Répartir le mélange entre les assiettes et servir.

NUTRITION: Calories: 151, Lipides: 3g, Fibres: 2g, Glucides: 4g, Protéines: 5g

36 olives et patates douces

Temps de préparation: 5

minutes Temps de cuisson:

25 minutes Portions: 4

INGRÉDIENTS:

- 1 livre de patates douces, pelées et coupées en quartiers
- 1 tasse d'olives kalamata, dénoyautées et coupées en deux
- 1 cuillère à soupe d'huile d'olive
- 2 cuillères à soupe de vinaigre balsamique
- Un bouquet de coriandre, haché
- Sel et poivre noir au goût
- 1 cuillère à soupe de basilic, haché

Itinéraire:

1. Dans une poêle qui s'adapte à la friteuse à air, mélanger les pommes de terre avec les olives et les autres ingrédients et mélanger.
2. Mettre la poêle dans la friteuse à air et cuire à 370 degrés F pendant 25 minutes.
3. Répartir entre les assiettes et servir.

NUTRITION: Calories: 132, Lipides: 4g, Fibres: 2g, Glucides: 4g, Protéines: 4g

Temps de préparation: 10

minutes Temps de cuisson:

14 minutes Portions: 4

INGRÉDIENTS:

- 4 artichauts, coupés en deux

- 1 tasse de fromage cheddar, râpé

- 2 cuillères à soupe d'huile d'olive

- Une pincée de sel et de poivre noir

- 3 gousses d'ail, hachées finement

- 1 cuillère à café de poudre d'ail

Itinéraire:

1. Dans le panier de votre friteuse à air, mélanger les artichauts avec l'huile, le fromage et les autres ingrédients, mélanger et cuire à 400 degrés F pendant 14 minutes.

2. Répartir le tout entre les assiettes et servir.

NUTRITION: calories: 191, lipides: 8g, fibres: 2g,

glucides: 12g, protéines: 8g

Temps de préparation: 5

minutes Temps de cuisson:

8 minutes Portions: 4

INGRÉDIENTS:

- 1 livre d'asperges, coupées
- 2 cuillères à soupe d'huile d'avocat
- Sel et poivre noir au goût
- 2 cuillères à café de vinaigre balsamique
- 1 cuillère à soupe d'origan, haché

Itinéraire:

1. Chauffer la friteuse à 350 degrés F et mélanger les asperges avec l'huile et les autres ingrédients dans le panier.
2. Cuire pendant 8 minutes, répartir entre les assiettes et servir.

NUTRITION: calories: 190, lipides: 3g, fibres: 6g, glucides: 8g, protéines: 4g

39.Tomates citronnées

Temps de préparation: 5

minutes Temps de cuisson:

20 minutes Portions: 4

INGRÉDIENTS:

- 2 livres de tomates cerises, coupées en deux
- 1 cuillère à café de paprika sucré
- 1 cuillère à café de coriandre, moulue
- 2 cuillères à café de zeste de citron, râpé
- 2 cuillères à soupe d'huile d'olive
- 2 cuillères à soupe de jus de citron
- Une poignée de persil, haché

Itinéraire:

1. Dans la poêle à air, mélanger les tomates avec le paprika et les autres ingrédients, mélanger et cuire à 370 degrés F pendant 20 minutes.
2. Répartir entre les assiettes et servir.

NUTRITION: Calories: 151, Lipides: 2g, Fibres: 3g, Glucides 5g, Protéines: 5g

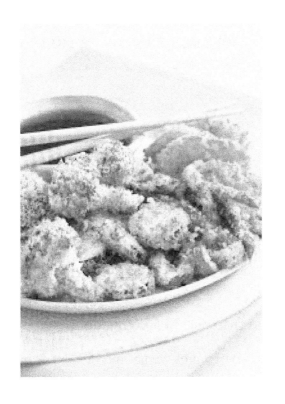

40.Trempette aux poivrons et au fromage

Temps de préparation: 25

minutes Portions: 6

INGRÉDIENTS:

- 2 tranches de bacon, cuites et émiettées

- 4 oz de parmesan; râpé

- 4 oz de mozzarella; râpé

- 8 oz de fromage à la crème, doux

- 2 poivrons rouges rôtis; haché.

- Une pincée de sel et de poivre noir

Itinéraire:

1. Dans une poêle qui s'adapte à votre friteuse à air, mélanger tous les ingrédients et fouetter vraiment bien.

2. Introduire la poêle dans la friteuse et cuire à 400 °F pendant 20 minutes. Diviser en bols et servir froid

NUTRITION: Calories: 173; Matières grasses: 8g; Fibre: 2g; Glucides: 4g; Protéines: 11g

41 **Salsa de courgettes**

Temps de préparation: 20

minutes Portions: 6

INGRÉDIENTS:

- 1 1/2 lb de courgettes, grossièrement coupées en cubes
- 2 tomates; coupé en cubes
- 2 oignons de printemps; haché.
- 1 c. à soupe de vinaigre balsamique
- Sel et poivre noir au goût.

Itinéraire:

1. Dans une poêle qui s'adapte à votre friteuse à air, mélanger tous les ingrédients, mélanger, introduire la poêle dans la friteuse et cuire à 360 °F pendant 15 minutes

2. Diviser la salsa en tasses et servir froid.

NUTRITION: Calories: 164; Matières grasses: 6g; Fibre: 2g; Glucides: 3g; Protéines: 8g

42 <u>Trempette au fromage à l'ail</u>

Temps de préparation: 15

minutes Portions: 10

INGRÉDIENTS:

- 1 lb de mozzarella; déchiqueté

- gousses d'ail; émincé

- 3 c. à soupe d'huile d'olive

- 1 c. à soupe de thym; Haché.

- 1 c. à thé de romarin; haché.

- Une pincée de sel et de poivre noir

Itinéraire:

1. Dans une poêle qui s'adapte à votre friteuse à air, mélanger tous les ingrédients, fouetter vraiment bien, introduire dans la friteuse à air et cuire à 370 °F pendant 10 minutes.
2. Diviser en bols et servir tout de suite.

NUTRITION: Calories: 184; Matières grasses: 11g; Fibre: 3g; Glucides: 5g; Protéines: 7g

43 Salade de mozzarella et de tomates

Temps de préparation: 17

minutes Portions: 6

INGRÉDIENTS:

- 1 lb de tomates; tranchés

- 1 tasse de mozzarella; déchiqueté

- 1 c. à soupe de gingembre; râpé

- 1 c. à soupe de vinaigre balsamique

- 1 c. à thé de paprika sucré

- 1 c. à thé de poudre de chili

- 1/2 c. à thé de coriandre, moulue

Itinéraire:

1. Dans une poêle qui s'adapte à votre friteuse à air, mélanger tous les ingrédients sauf la mozzarella, mélanger, introduire la poêle dans la friteuse à air et cuire à 360 °F pendant 12 minutes

2. Diviser en bols et servir froid en entrée avec la mozzarella saupoudrée partout.

NUTRITION: Calories: 185; Matières grasses: 8g; Fibre:

2g; Glucides: 4g; Protéines: 8g

45 **bouchées de tomates**

Temps de préparation: 25

minutes Portions: 6

INGRÉDIENTS:

- 6 tomates; réduit de moitié
- 2 oz de cresson
- 3 oz de fromage cheddar; râpé
- 1 c. à soupe d'huile d'olive
- 3 c. à thé de confiture d'abricot sans sucre
- 2 c. à thé d'origan; séché
- Une pincée de sel et de poivre noir

Itinéraire:

1. Étendre la confiture sur chaque moitié de tomate, saupoudrer d'origan, de sel et de poivre et arroser l'huile sur eux

2. Présentez-les dans le panier de la friteuse, saupoudrez le

   fromage sur le dessus et cuire à 360°F pendant 20 minutes

3. Disposer les tomates sur un plateau, garnir chaque moitié d'un peu de cresson et servir d'apéritif.

NUTRITION: Calories: 131; Matières grasses: 7g; Fibre: 2g; Glucides: 4g; Protéines: 7g

44 <u>Wraps asperges</u>

Temps de préparation: 20

minutes Portions: 8

INGRÉDIENTS:

- 16 asperges; paré
- 16 lanières de bacon
- 1 c. à soupe de jus de citron
- 2 c. à soupe d'huile d'olive
- 1 c. à thé d'origan; haché.
- 1 c. à thé de thym; haché.
- Une pincée de sel et de poivre noir

Itinéraire:

1. Prendre a bol et mélanger l'huile avec le jus de citron, les herbes, le sel et le poivre et bien fouetter.

2. Badigeonner les asperges de ce mélange et envelopper chacune d'une lanière de bacon

3. Disposer les enveloppements d'asperges dans la friteuse à air

   panier et cuire à 390 °F pendant 15 minutes.

NUTRITION: Calories: 173; Matières grasses: 4g; Fibre:

2g; Glucides: 3g; Protéines: 6g

46.Biscuits au beurre

Temps de préparation: 30

minutes Portions: 12

INGRÉDIENTS:

- 2 oeufs, fouettés

- 2 3/4 tasse de farine d'amande

- 1/4 tasse d'embardée

- 1/2 tasse de beurre; fondu

- 1 c. à soupe de crème épaisse

- 2 c. à thé d'extrait de vanille

- Spray de cuisson

Itinéraire:

1. Prendre un bol et mélanger tous les ingrédients sauf le vaporisateur de cuisson et bien mélanger.

2. Façonner 12 boules de ce mélange, les mettre sur une plaque à pâtisserie a qui s'adapte à la friteuse à air graissé avec un spray de cuisson et les aplatir

3. Mettre la plaque à pâtisserie dans la friteuse à air et cuire à 350 °F pendant 20 minutes

4. Servir les biscuits froids.

NUTRITION: Calories: 234; Matières grasses: 13g; Fibre: 2g; Glucides: 4g; Protéines: 7g

47 **Pudding crémeux aux graines de chia**

Temps de préparation: 35

minutes Portions: 6

INGRÉDIENTS:

- 2 tasses de crème de noix de coco
- 1/4 tasse de graines de chia
- jaunes d'œufs, fouettés
- 1 c. à soupe de ghee; fondu
- 2 c. à soupe de stévia
- 2 c. à thé de cannelle en poudre

Itinéraire:

1. Prendre a bol et mélanger tous les ingrédients, fouetter, diviser en 6 ramequins, les placer tous dans votre friteuse à air et cuire à 340 °F pendant 25 minutes.

2. Refroidir les puddings et servir

NUTRITION: Calories: 180; Matières grasses: 4g; Fibre: 2g; Glucides: 5g; Protéines: 7g

48 biscuits au citron

Temps de préparation: 30

minutes Portions: 12

INGRÉDIENTS:

- 1/4 tasse de beurre de noix de cajou, doux
- 1 œuf, fouetté
- 3/4 tasse d'embardée
- 1 tasse de crème de noix de coco
- Jus de 1 citron
- 1 c. à thé de poudre à pâte
- 1 c. à thé de zeste de citron, râpé

Itinéraire:

1. Dans un bol, mélanger tous les ingrédients graduellement et bien mélanger.
2. Déposer les boules ceci sur la plaque à biscuits a tapissée de papier parchemin et les aplatir.
3. Mettre la plaque à biscuits dans la friteuse et cuire à 350 °F pendant 20 minutes
4. Sert les biscuits froids

NUTRITION: Calories: 121; Matières grasses: 5g; Fibre: 1g; Glucides: 4g; Protéines: 2g

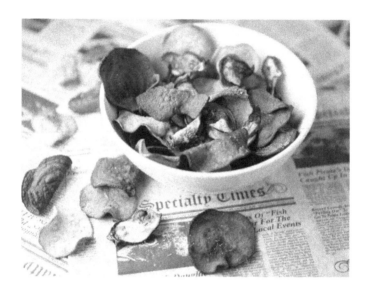

49 Gâteau à l'orange

Temps de préparation: 42

Minutes Portions: 12

INGRÉDIENTS:

- Orange: 1 pelé et coupé en quartiers

- Extrait de vanille: 1 c. à soupe

- Oeufs: 6

- Zeste d'orange : 2 c. à soupe

- Fromage à la crème : 4 oz.

- Poudre à pâte : 1 c. à soupe

- Farine: 9 oz.

- Sucre : 2 oz et 2 c. à soupe

- Yogourt : 4 oz.

Itinéraire:

1. Pulser l'orange dans un robot culinaire
2. Verser la farine, 2 c. à soupe de sucre, la poudre à pâte, les œufs et l'extrait de vanille. Pulsez-le à nouveau
3. Placez-le dans 2 casseroles de forme printanière.

4. Placez-le dans la friteuse à air puis chauffez-le à 330

5. ° F après quoi laisser cuire pendant 16 minutes.

6. Dans un autre bol, mélanger le fromage à la crème, le zeste d'orange, le yogourt et le reste du sucre en remuant

7. Sandwich la moitié du contenu du bol entre les deux couches de gâteau de chaque moule à ressort.

8. Étendre la moitié qui est restée sur le gâteau.

9. servir.

NUTRITION: Calories: 200; Matières grasses: 13; Protéines: 8; Glucides: 9g; Fibre: 2g

50 biscuits au gingembre

Temps de préparation: 25

minutes Portions: 12

INGRÉDIENTS:

- 1/4 tasse de beurre; fondu
- 2 tasses de farine d'amande
- 1 tasse d'embardée
- 1 œuf
- 1/4 c. à thé de muscade, moulue
- 1/4 c. à thé de cannelle en poudre
- 2 c. à thé de gingembre, râpé
- 1 c. à thé d'extrait de vanille

Itinéraire:

1. Prendre a bol et mélanger tous les ingrédients et bien fouetter.
2. Déposer les petites boules de ce mélange sur une plaque à pâtisserie doublée qui s'adapte à la friteuse à air tapissée de papier parchemin et les aplatir

3. Mettre la feuille dans la friteuse et cuire à 360 °F pendant 15 minutes

4. Refroidir les biscuits et servir.

NUTRITION: Calories: 220; Matières grasses: 13g; Fibre: 2g; Glucides: 4g; Protéines: 3g

CPSIA information can be obtained
at www.ICGtesting.com
Printed in the USA
BVHW090033240521
607981BV00002B/122